VISITE A L'ÉTABLISSEMENT

ORTHOPÉDIQUE

DE

MONTFLEURI,

fondé et dirigé par

M^{rs} les docteurs Pravaz et Jules Guérin.

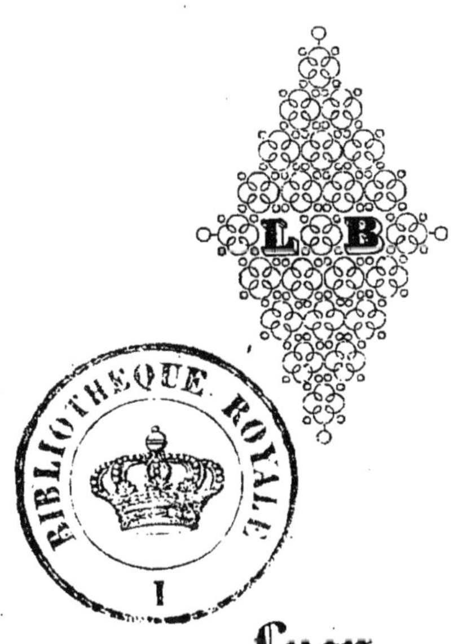

Lyon.

Imprimerie de L. Boitel,

QUAI SAINT-ANTOINE, 36.

✳

1836.

VISITE

A

L'ÉTABLISSEMENT ORTHOPÉDIQUE

De Montfleuri,

fondé et dirigé par

MM. les docteurs **PRAVAZ** et Jules **GUÉRIN**.

En descendant de l'omnibus, et en traversant le pont de Chazourne, ce chemin à jour sur lequel toute une montagne roule, pierre par pierre, pour se transformer au-delà en une plaine riche et industrielle, on découvre sur la rive droite de la Saône un bâtiment allongé qui reflète sa façade délâbrée dans les eaux noires et tranquilles de cette rivière. Ces peintures à fresque, souvenir d'une ancienne splendeur, cette galerie qui se détache, ce petit dôme qui termine la masse, donnent à deviner l'originelle destination de ce monument dont les restes d'élégance jurent avec les masures mal assises et enfumées qui l'entourent : *c'est la Quarantaine*. C'est dans ce lazaret que s'arrêtaient, comme le nom l'indique, voyageurs et marchandises, lorsque la peste désolait les provinces méridionales. Je présume, car je n'ai jamais eu la curiosité de m'en assurer, que l'industrie en a fait un hangar ou un entrepôt, destination bien autrement utile depuis les démentis que la peste a donnés si souvent à toutes ces précautions de la peur. En face la vue est récréée par les coteaux si riches et si verts de Saint-Irénée, de Fontanières et de Sainte-Foy. A gauche, c'est le chemin des Etroits, rendu célèbre par le séjour du citoyen de Genève, et que la Saône sépare d'une vaste plaine conquise à force de peines et de travaux sur les eaux envahissantes du Rhône. Mais, en montant plus haut, nous pourrons mieux détailler un à un les accessoires qui animent ce panorama exploité par une industrie naissante.

On arrive bientôt par une pente douce devant une entrée dont l'architecture massive, mais relevée par les gracieux ornements du portail, ferait douter de sa destination, si une inscription placée au-dessus n'avertissait que c'est ici *l'Institut orthopédique de MM. Pravaz et Guérin* (1).

Enhardis et encouragés par les brillants succès que leur établissement du château de la Muette obtient à Paris, ces deux médecins, qu'une savante expérience a placés en première ligne, n'ont pas reculé devant tout ce qu'avait de chanceux, à Lyon, la création d'un semblable établissement. Interprètes d'une science qu'ils ont presque fait renaître, et à l'agrandissement de laquelle ils contribuent puissamment chaque jour, ils n'ont pas craint de venir confier leur avenir et une grande partie de leur fortune à la seconde ville du royaume. Il était temps aussi que Lyon appréciât et utilisât les avantages de la Gymnastique et de l'orthopédie sagement dirigées par des mains habiles. MM. Pravaz et Guérin trouvèrent dans l'empressement bienveillant de M. Mercier les plus heureux encouragements à leur entreprise, et la belle propriété de Montfleuri devint le siége d'un établissement qui

(1) Par suite d'un arrangement récemment fait avec M. le Dr Guérin, M. le Dr Pravaz reste seul propriétaire et directeur.

commence enfin à répondre aux soins de ceux qui l'ont créé.

Il est difficile, c'est-à-dire, délicat, de parler de ses amis, surtout quand on n'a que des éloges à consigner : on donne alors à penser que l'amitié a guidé la plume, qu'elle a aveuglé dans l'appréciation des faits, qu'elle a rendu faux ou partial un jugement qui n'est à tout prendre que l'expression d'une vérité, comme si l'on ne devait parler que de ses ennemis ou de ceux qui vous sont indifférents. Mais partout où l'on voit le bien, l'utile, on doit le dire, le proclamer, on doit livrer au public le nom d'un homme dont chaque pensée a le soulagement de l'humanité pour but, dont chaque veille est un élan nouveau imprimé à la science. Tant pis pour ceux qui voient de la partialité dans un éloge mérité, de la flatterie dans l'exposition d'une vie laborieuse. Pour moi, je voudrais connaître un établissement mieux tenu, mieux dirigé que celui de Montfleuri, je le nommerais ; je voudrais connaître d'autres moyens propres à atteindre plus promptement et plus sûrement le résultat vers lequel tendent les efforts du directeur ; enfin je voudrais connaître un homme plus modeste, plus vrai dans ses affirmations, plus avare d'ostentation et de ce savoir-faire qui répugne au savant ; j'indiquerais ces moyens, je proclamerais hautement le nom de leur inventeur, car *amicus Plato, magis amica veritas.*

C'est en parcourant une allée plantée de peupliers, et dont les contours habilement multipliés laissent douter si l'on monte, que l'on arrive à mi-coteau devant une façade qui subit la salutaire influence du soleil et de l'air du matin.

Un corps principal de bâtiment, flanqué de deux ailes qui s'étendent régulièrement à droite et à gauche, une pelouse verte interrompue par des massifs de vases de fleurs et d'arbustes odorants, donnent à cette résidence un air de luxe, de richesse et de bien-être : c'est une villa, c'est une maison de plaisance où l'art a ajouté de nombreux avantages aux avantages nombreux déjà d'une belle et riche localité. La position en effet est des plus heureuses : situé à quelques

minutes d'une grande ville, de Lyon, Montfleuri est cons-
truit sur un plateau qui domine le bassin de la Saône et ses
bords pittoresques et fertiles, au milieu de plantations va-
riées qui entretiennent tout à l'entour un air vif, pur et abon-
damment oxygéné.

Mais l'illusion que donne la vue de ce séjour est bien vîte
remplacée par une réalité non moins agréable : de jeunes
filles rieuses et bruyantes, suspendues en l'air, font assant
de force, d'agilité et d'adresse ; la gaîté, le bruit et le travail
ont bientôt fait oublier l'idée d'une solitude. Il y a là en effet
une grande, jeune et nombreuse famille : et c'est pour elle
que verdissent les bosquets, que s'ombragent les allées ; c'est
pour elle que cette maison est belle, commode et bien si-
tuée. Vraiment la qualification *orthopédique* que MM. Pravaz
et Guérin ont adoptée pour leur établissement, n'est pas
exacte, ne suffit pas, n'exprime pas, en un mot, tout ce que
ce lieu renferme de délices et d'utilité.

Un de ces deux Messieurs est fixé à Montfleuri, c'est
M. Pravaz, qui a bien voulu sacrifier le séjour que lui ren-
daient si agréable à Paris sa position sociale et ses relations
scientifiques. Suivons-le dans la visite de son habitation,
dont il fait les honneurs avec autant d'affabilité, de bonté,
que de politesse. C'est d'abord son cabinet, pièce élégante,
où chaque objet traduit les goûts de celui qui l'habite. Des
ouvrages d'anatomie, de chirurgie, de mécanique, des ma-
nuscrits, des journaux de médecine pêle-mêle, tout le dé-
sordre enfin d'un homme qui travaille ; puis, rangés avec
ordre, des moules en plâtre, preuves physiques, évidentes,
laissant toucher au doigt, mesurer au compas, la vérité des
résultats obtenus dans l'établissement.

Au sortir de ce cabinet, un escalier nous conduit à l'étage
supérieur : ce sont des salles aérées, parquetées, coquette-
ment distribuées et largement purifiées par des fenêtres ou-
vertes au midi ; là des salles de travail, de musique, de
dessin ; là de vastes dortoirs, où l'ordre, la propreté et la

ventilation complettent les conditions hygiéniques indispen
sables à un semblable local. Partout aussi on admire la
main qui préside à tous ces soins, car c'est une femme qui
surveille toutes ces petites exigences, et cette femme est une
nouvelle mère que retrouve chaque demoiselle en entrant
dans l'établissement. On aime à rencontrer en Mme Pravaz
toutes les qualités de son sexe, bonne, douce, attentionnée,
sans ostentation, sans affectation, elle sait rendre agréables
les relations continuelles qu'elle a avec les élèves et leurs
parents.

Qu'il me soit permis maintenant de jeter un coup d'œil
sur les moyens employés pour atteindre le but d'utilité de
l'institut. Ces moyens peuvent être divisés en trois caté-
gories : 1° les appareils orthopédiques, 2° les exercices gymnastiques, 3° les médications.

I.

APPAREILS ORTHOPÉDIQUES.

Ils ont été construits d'après un double principe émis dans
le prospectus publié par MM. Pravaz et Guérin, je vais le
citer en entier.

« 1° Localiser autant que possible l'extension, de manière
à ne pas fatiguer inutilement les parties saines de l'épine et
à concentrer toutes les forces extensives sur celles qui sont
courbées.

« 2° Combiner simultanément l'exercice des muscles de
l'épine avec l'extension, de manière à ne pas laisser le corps
dans un repos continu. »

On peut le dire, entre les mains de M. le docteur Pravaz,
l'orthopédic a fait des progrès immenses ; avec les procédés

qu'il emploie, point de ces entraves trop fortes et d'une application continue, difficile et fatigante, plus de ces corsets
de fer à ressorts inflexibles, gênant la respiration, compri-
mant la poitrine, émaciant les muscles, soulevant forcément
les épaules, et ajoutant une difformité à celle qu'on veut dé-
truire. Construits d'après le double principe énoncé plus
haut, les appareils de M. le docteur Pravaz sont aussi simples
qu'il est, je crois, possible de le faire. Un seul les résume
tous, c'est un lit incliné et suspendu, sur lequel la malade est
commodément couchée, et sur lequel aussi, au moyen d'un
mécanisme ingénieusement annexé, elle peut exercer les
bras et conséquemment les muscles qui s'insèrent à la partie
déformée. Je n'entreprendrai pas de décrire le lit à *double
brisure*, sur lequel d'ailleurs M. Pravaz donne les détails les
plus circonstanciés, sans restriction, sans réserve aucune,
une description ne saurait être assez compléte ; il faut
voir et toucher pour comprendre tout ce qu'il a fallu de
patience, de travail et de science mécanique, pour arriver
à une simplicité si grande et si infaillible dans ses résultats.
Cet appareil, on doit le dire, n'est pas dû en entier à M. Pravaz, mais il a subi entre ses mains des modifications si utiles,
des perfectionnements si nombreux, qu'il fait tout-à-fait oublier celui qui en a fourni l'idée, le lit de l'orthopédiste an-
glais Shaw.

II.

EXERCICES GYMNASTIQUES.

Une vaste salle occupant le rez-de-chaussée de l'aile gauche
de l'établissement, est affectée au gymnase. C'est là que se
trouve la collection la plus nombreuse, la plus complète

d'instruments aussi ingénieux qu'utiles. Le génie inventif du directeur les a multipliés à l'infini. Chaque jour il en crée de nouveaux, il les modifie, les perfectionne suivant l'indication qui se présente à remplir. Mon but n'est pas ici de faire ressortir les avantages immenses de la gymnastique, on les connaît. Moyens accessoires de l'orthopédie, les instruments gymnastiques en assurent, en consolident le succès. MM. les docteurs Pravaz et Guérin ont divisé leurs exercices, en exercices généraux et exercices spéciaux, car tantôt ils font subir une révolution générale à l'organisme en entier, tantôt cette révolution doit se localiser sur un appareil d'organes, sur un organe isolé.

Ce n'est que graduellement que les élèves malades arrivent à la gymnastique : car c'est une peine, une fatigue d'abord, mais qui bientôt dégénère en un plaisir irrésistible vers lequel accourt joyeusement un essaim de jeunes filles dont la taille et les membres jouent en toute liberté dans des vêtements larges et flottants. Dans tous leurs mouvements, où se trouve plus d'agilité que de force, plus d'adresse que de puissance musculaire, il n'y a rien d'outré, rien qui fasse peine à voir. M. le docteur Pravaz a voulu donner une direction naturelle aux mouvements, augmenter graduellement la force des muscles, et non point forcer la nature et faire de ses élèves des bateleurs, des équilibristes, des sauteurs, etc. Aussi est-ce un spectacle des plus animés, des plus intéressants, que celui de ces enfants, naguère débiles et étiolés, maintenant aux joues rosées, à la poitrine haletante, que l'on voit bondir, sauter, courir, voltiger en l'air, suspendus à des cordes, à des échelles, parcourir tout le gymnase avec une légèreté de sylphide, puis exécuter ces mouvements avec une grâce, une aisance qui surprend, que l'on admire, mais qui est loin d'effrayer.

Parmi les appareils dont l'invention tout entière est due à M. Pravaz, il en est un que je ne puis m'empêcher de citer avec détails ; son inventeur le nomme, je crois, *char ondu-*

latoire. C'est en effet un plan porté par quatre roues et présentant une ondulation formée par trois concavités et deux convexités. La malade se couche sur le côté, de manière à faire correspondre la convexité de sa difformité avec la première convexité du plan. Son coude s'appuyant sur la première concavité, la malade supporte sa tête avec la main du côté correspondant à celui de sa difformité, tandis que l'autre main fait tourner horizontalement une manivelle dont l'engrenage fait avancer le char sur deux raies en fer qui emboîtent exactement les roues.

C'est encore là, comme on peut en juger, une heureuse application gymnastico-orthopédique de l'extension combinée avec l'exercice simultané des parties faibles ou viciées.

III.

MÉDICATIONS.

Quant aux médications, elles sont nombreuses, il est impossible de les indiquer toutes. Administrées par un médecin habile et d'une instruction appuyée sur de beaux et nombreux travaux en médecine et en anatomie, on conçoit combien elles doivent varier.

Ce troisième moyen contribue puissamment avec les deux précédents à établir et maintenir cette réaction vitale, énergique et puissante qui rendent fraîches et méconnaissables les jeunes personnes d'une santé faible et languissante. Dans cette troisième catégorie se trouvent deux appareils d'une utilité reconnue, celui des douches et des bains, puis celui propre au dégagement du fluide électrique.

Comme on peut le voir, rien n'a été négligé. Ce n'est point une de ces spéculations dont un gain rapide et immense est lè seul but. Il est facile en le visitant de s'assurer que les idées étroites et mercantiles, qui président à la plupart des entreprises, n'ont point guidé les fondateurs de cette maison. Aussi l'institut du Mont-Fleuri est-il en pleine voie de succès. Et ce n'est point ici un succès de vogue, d'encouragement, une réputation faite par la mode, cette déité capricieuse qui fait croire au miracle, au prodige. Seul et ne s'appuyant que sur un talent plein de modestie, M. Pravaz a eu, avant d'obtenir son succès, à lutter contre la mode elle-même, contre des habitudes prises, et, le dirai-je, contre des préventions aussi injustes que ridicules.

Le nom de ses fondateurs, le mérite bien reconnu de son directeur, ancien élève de l'Ecole Polytechnique, justifie-raient le succès de cet établissement, si déjà l'on ne commençait à comprendre les bienfaits de la gymnastique. C'est en effet le complément de l'éducation de la jeunesse, c'est un heureux retour aux coutumes adoptées et tant recommandées par les législateurs anciens, qui considéraient les jeux gymnastiques comme propres à développer les forces et les facultés intellectuelles, à entretenir la santé, à combattre l'oisiveté, enfin à remédier à la dépravation des mœurs. Quel parti immense la médecine en tirera aussi dans la plupart de ces affections nerveuses qui résistent à toute espèce d'autres médications.

Rien ne rappelle cette apparence maladive de la maison de santé, tout concourt à faire oublier aux malades le séjour qu'ils sont obligés d'y faire. La vue y est magnifique, c'est toute la plaine du Dauphiné, c'est la ville de Lyon, c'est la presqu'île Perrache, avec ses hauts fourneaux, son arrivée du chemin de fer, son établissement à gaz, ses constructions élégantes ; c'est la Saône qui va se réunir au Rhône ; puis dans le fond du tableau, c'est la chaîne majestueuse des Alpes avec son géant, le Mont-Blanc aux neiges éternelles, dont la blancheur renvoie au loin les rayons du soleil. Voilà pour l'extérieur, quant à l'intérieur, puissé-je en avoir donné une faible idée, ou tout au moins avoir fait naître l'envie de le visiter. C'est une grande satisfaction qui me restera. Puisse aussi M. Pravaz me pardonner l'indiscrétion que j'ai commise en dénonçant au public un établissement utile et qui fait honneur à la ville où il est fondé (1).

Levrat fils, D. M.

(1) Je n'ai parlé dans cet article que de l'établissement destiné aux demoiselles ; il en est un réservé aux jeunes gens ; un mur assez élevé le sépare : mais du reste les agréments de la localité sont les mêmes, il y a mêmes soins, même surveillance, mêmes modes de traitement.

Extrait de la *Revue du Lyonnais*, 22ᵉ livraison.

www.ingramcontent.com/pod-product-compliance
Ingram Content Group UK Ltd.
Pitfield, Milton Keynes, MK11 3LW, UK
UKHW022300070726
13613UKWH00005B/2413